大家好，我们是耳朵。

hello~

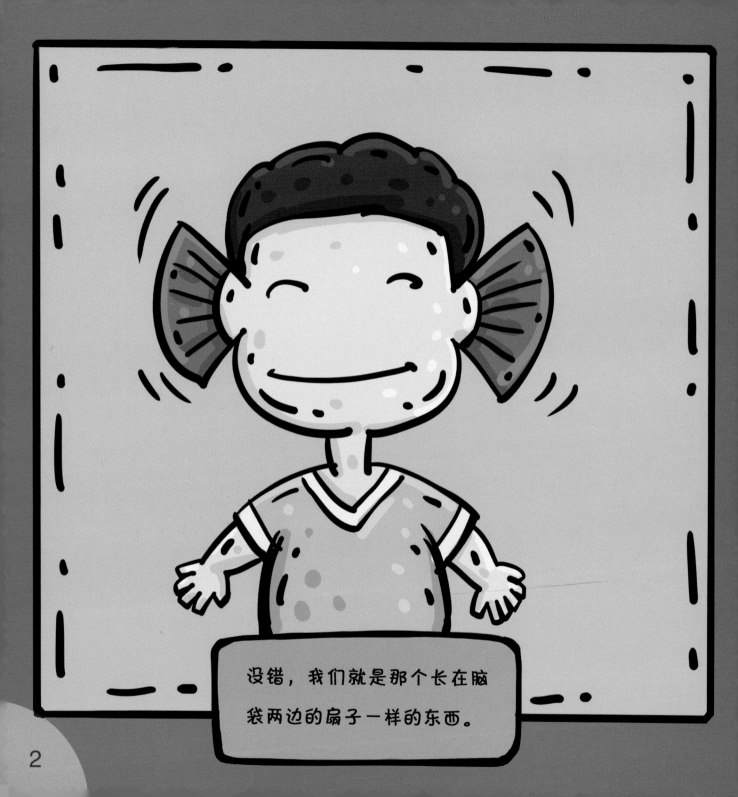

没错，我们就是那个长在脑袋两边的扇子一样的东西。

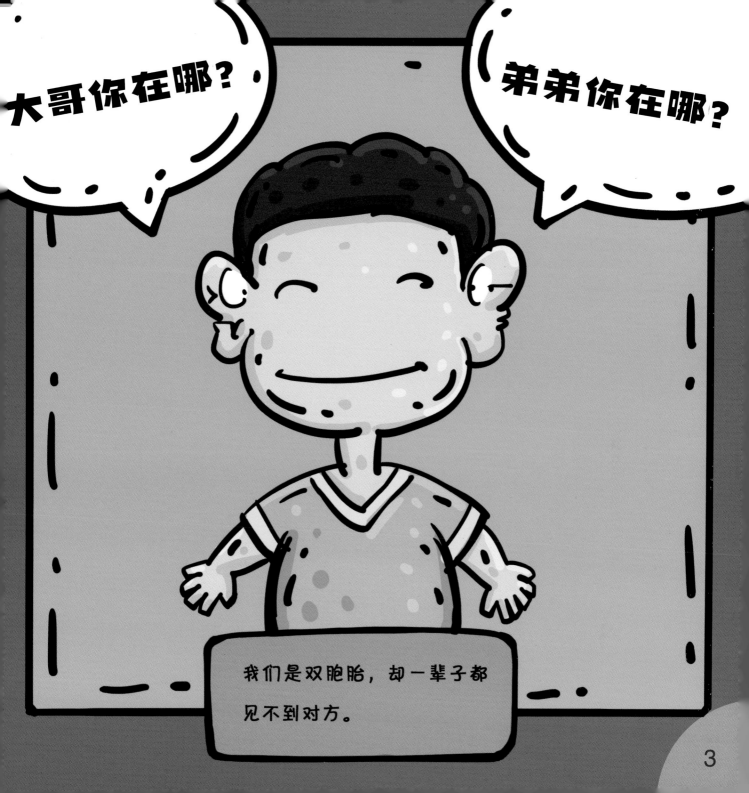

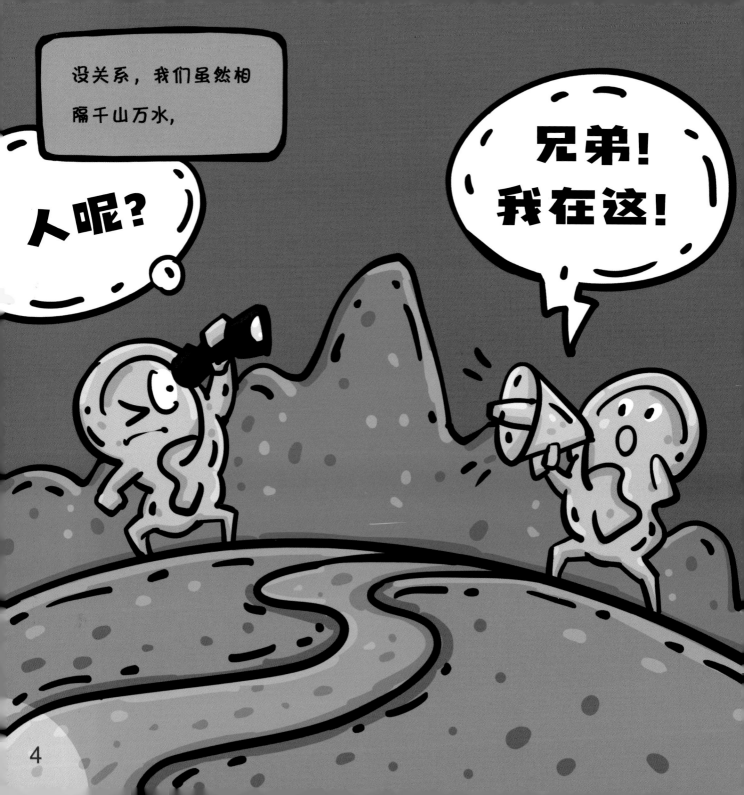

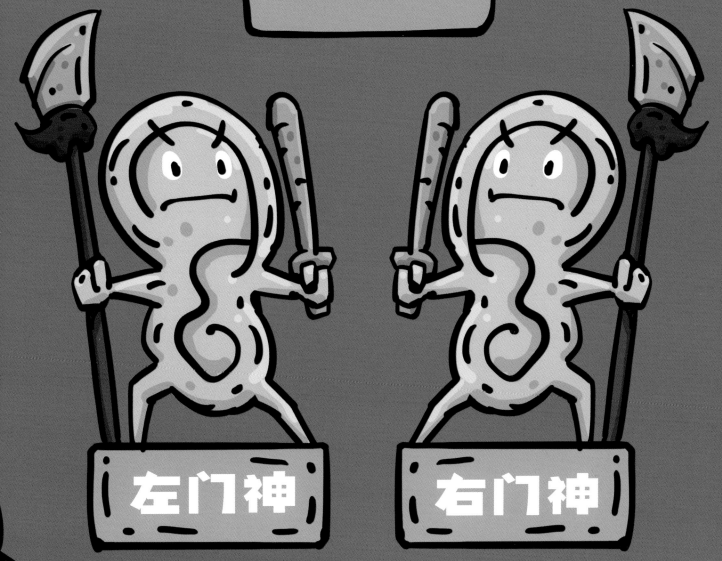

大家都知道，我们负责听声音，如果没有我们，世界将变得很可怕，也将变得枯燥无味。

有声音的世界真美妙！

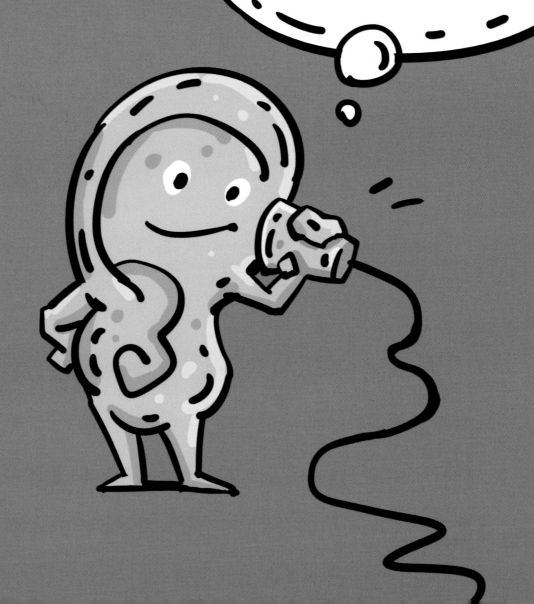

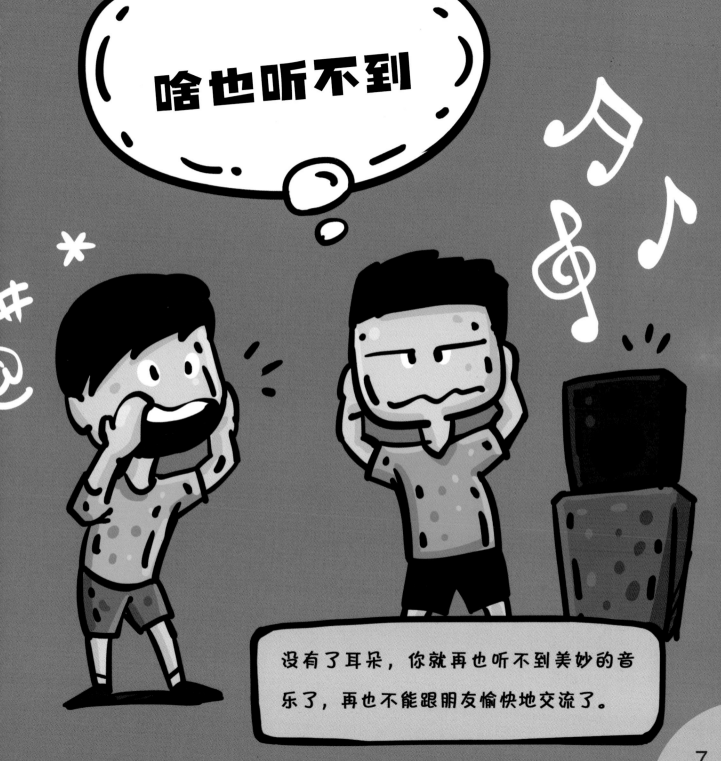

其实，你们只看到了我扇子一样的外表，却不知我有深藏不露的内心，它们才是我的秘密武器。

秘密武器在这里哦

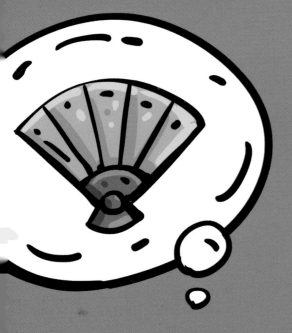

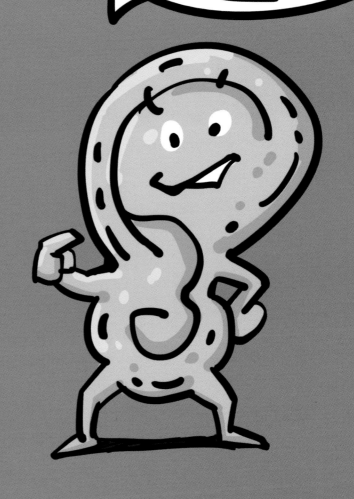

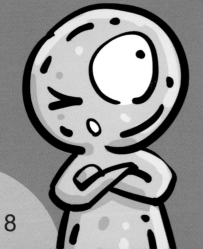

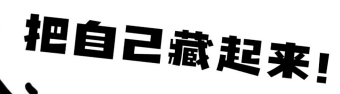

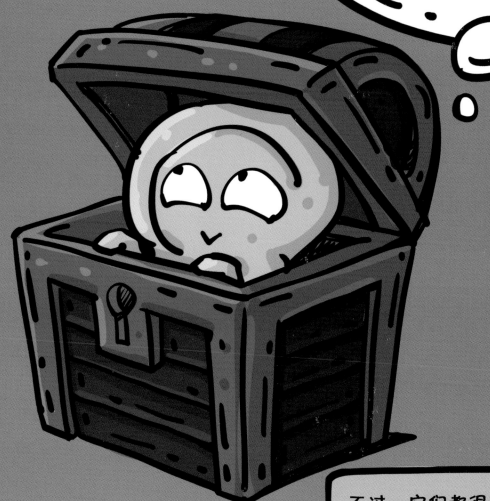

不过，它们都很脆弱，所以我把它们藏得很深。

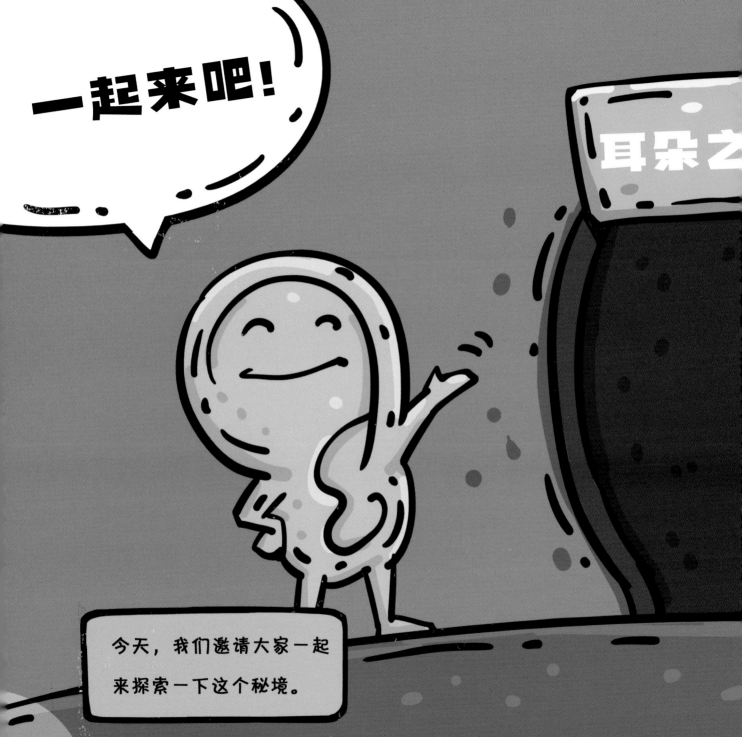

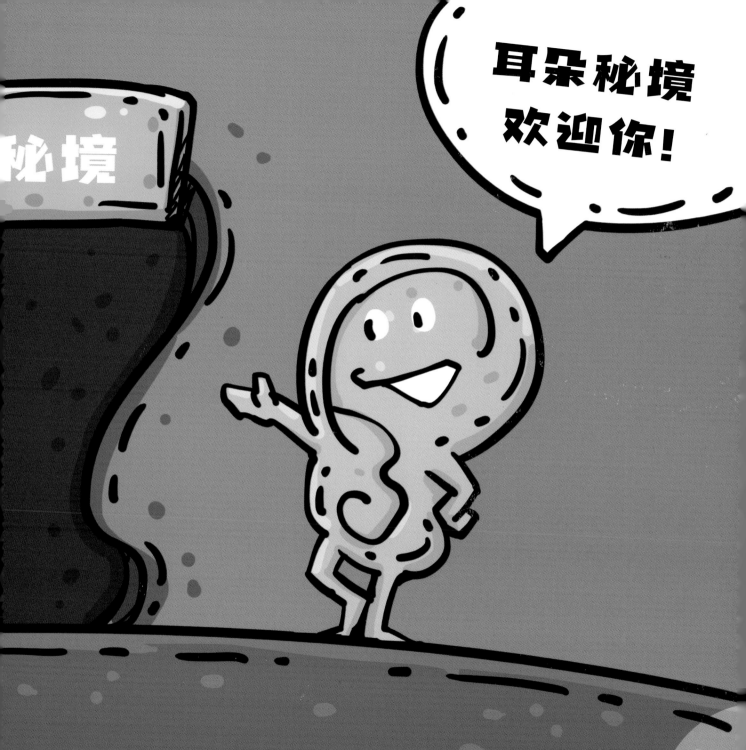

首先，我们来参观一下这个扇子一样的结构，我们管它叫耳郭，是我们耳朵的大管家。

我是耳朵大管家

耳郭

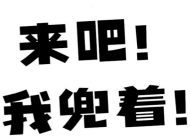

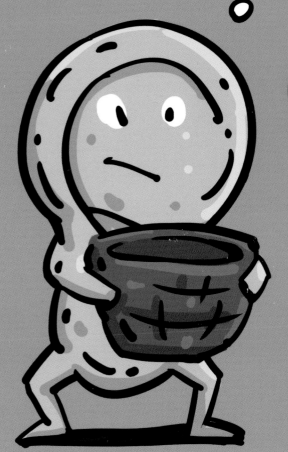

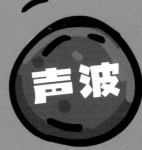

它不单单是用来装饰的哦，它更重要的作用是收集传来的声波。

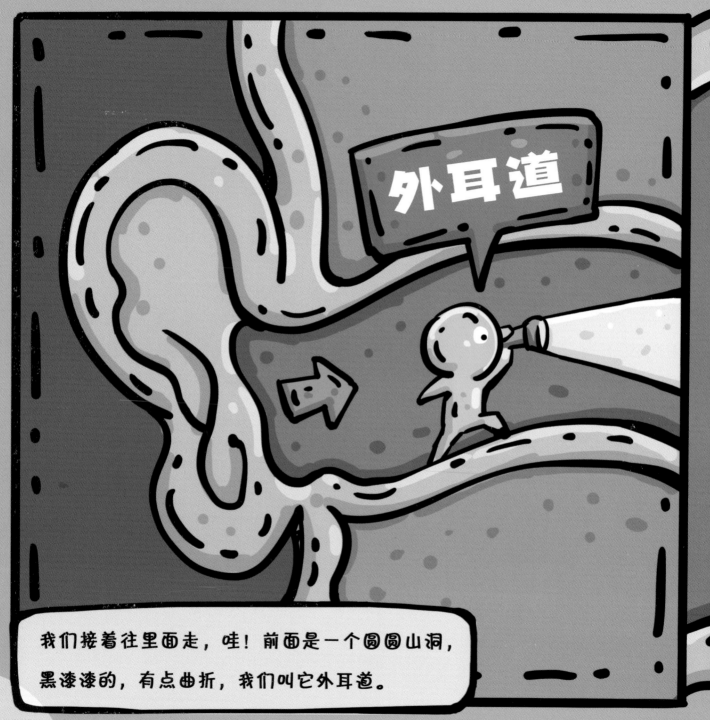

我们接着往里面走，哇！前面是一个圆圆山洞，黑漆漆的，有点曲折，我们叫它外耳道。

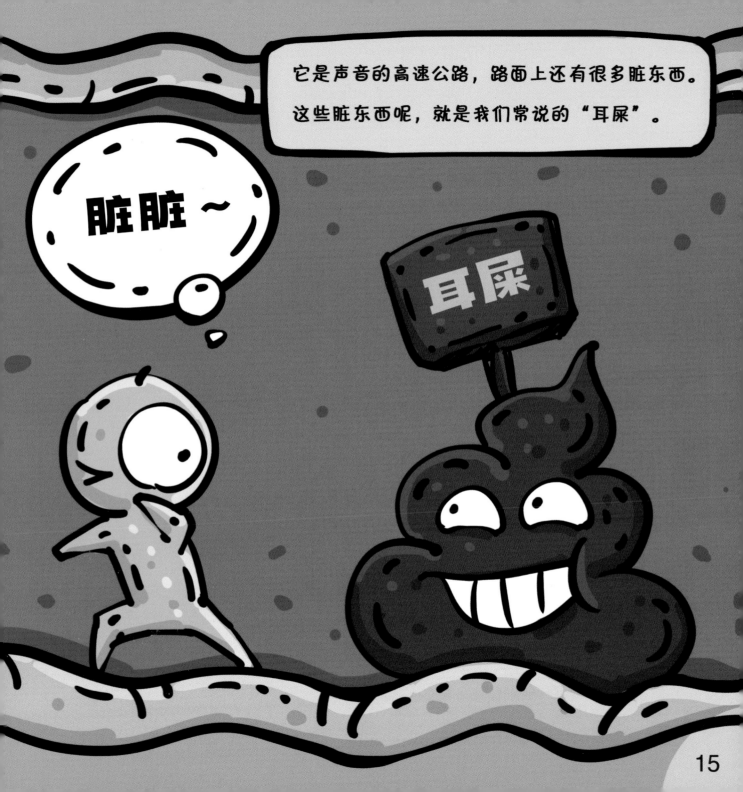

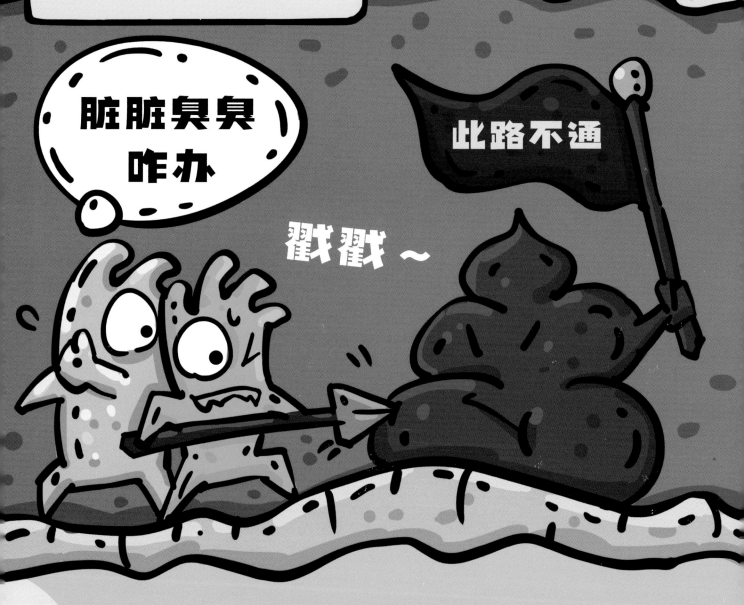

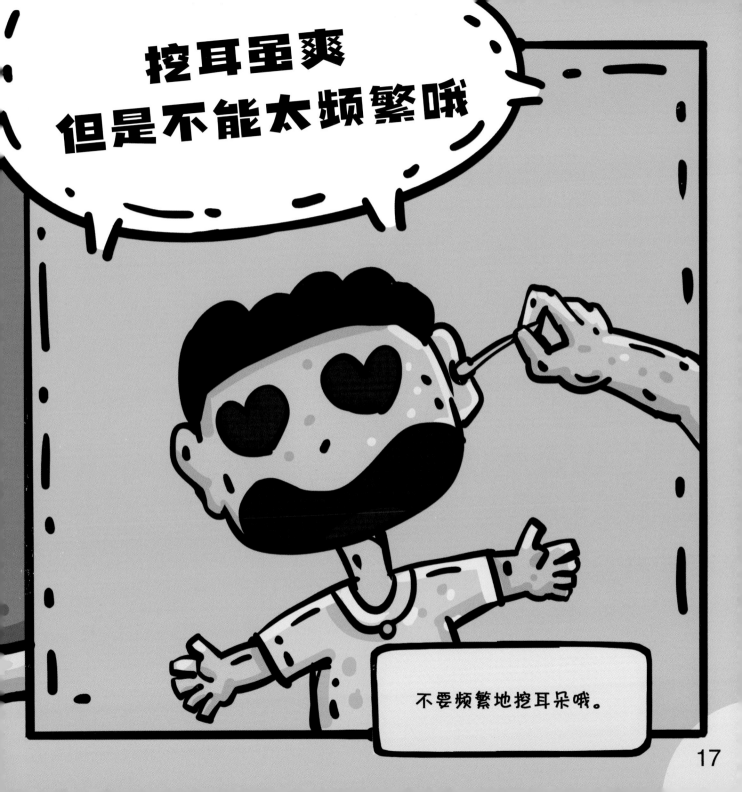

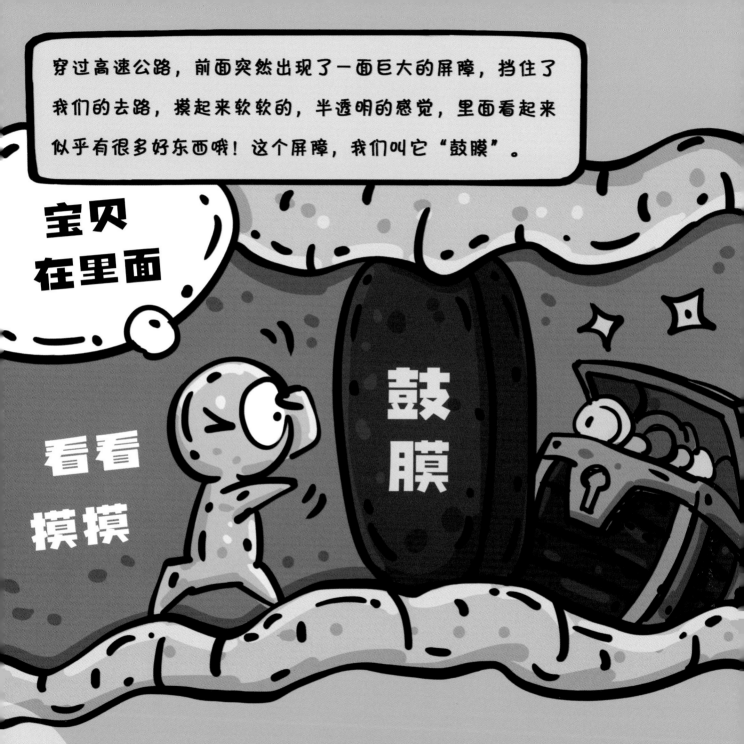

穿过高速公路，前面突然出现了一面巨大的屏障，挡住了我们的去路，摸起来软软的，半透明的感觉，里面看起来似乎有很多好东西哦！这个屏障，我们叫它"鼓膜"。

宝贝在里面

看看摸摸

鼓膜

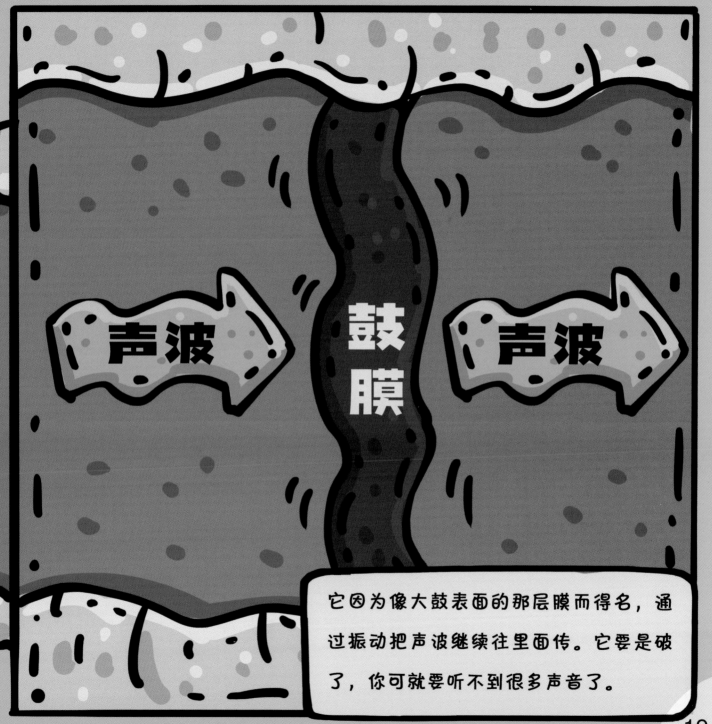

声波 鼓膜 声波

它因为像大鼓表面的那层膜而得名，通过振动把声波继续往里面传。它要是破了，你可就要听不到很多声音了。

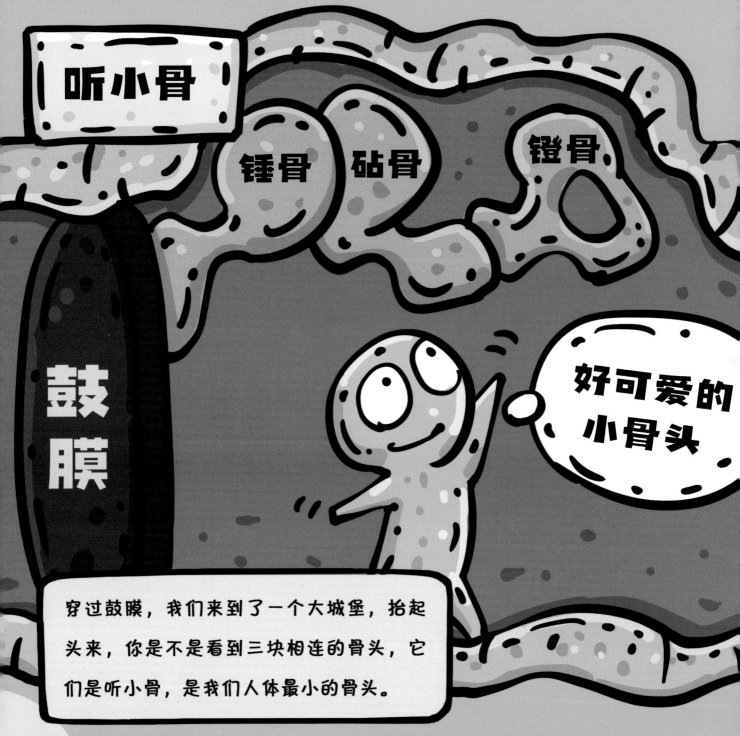

听小骨

锤骨　砧骨

镫骨

鼓膜

好可爱的小骨头

穿过鼓膜，我们来到了一个大城堡，抬起头来，你是不是看到三块相连的骨头，它们是听小骨，是我们人体最小的骨头。

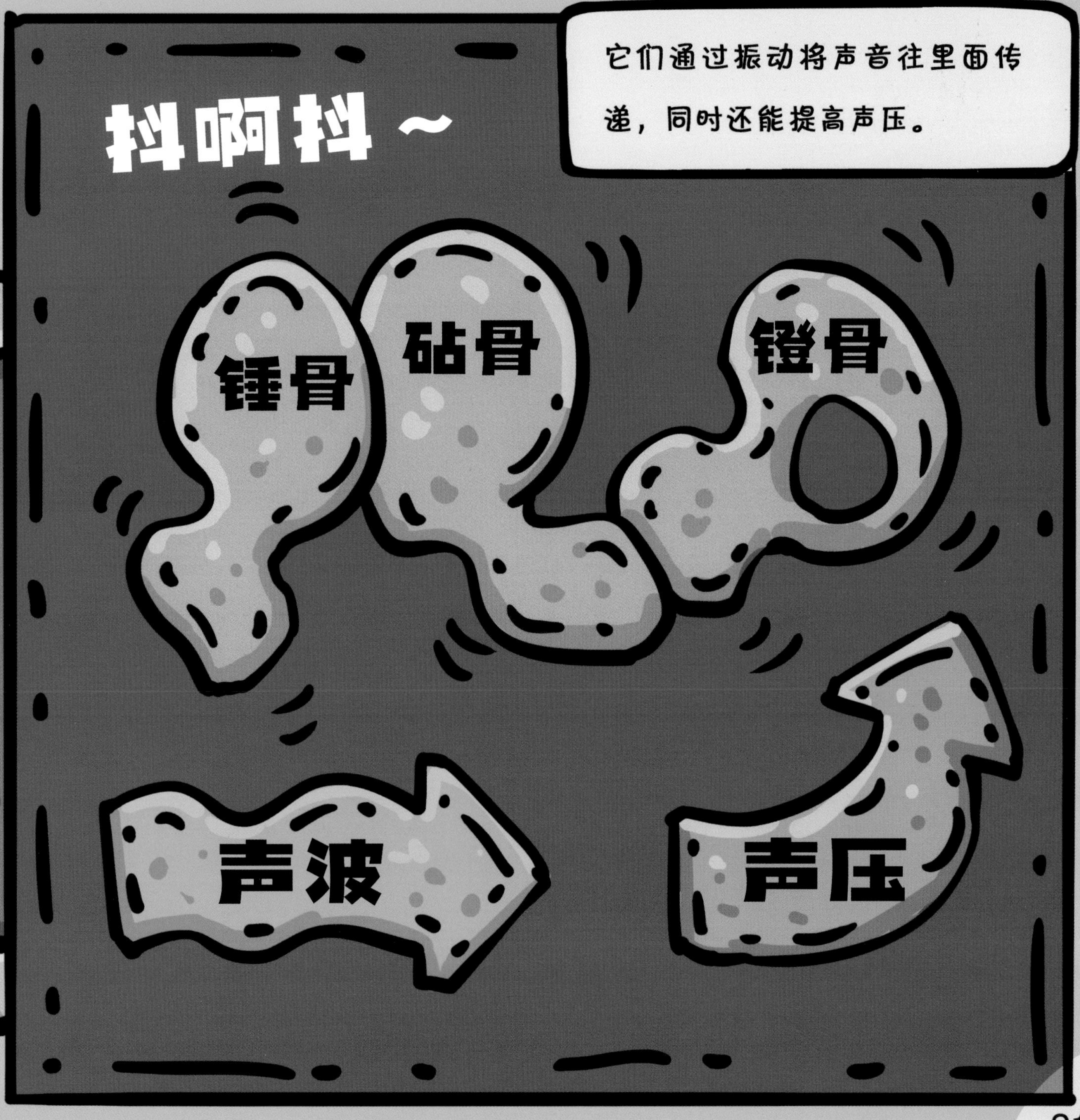
它们通过振动将声音往里面传递，同时还能提高声压。
抖啊抖～
锤骨
砧骨
镫骨
声波
声压

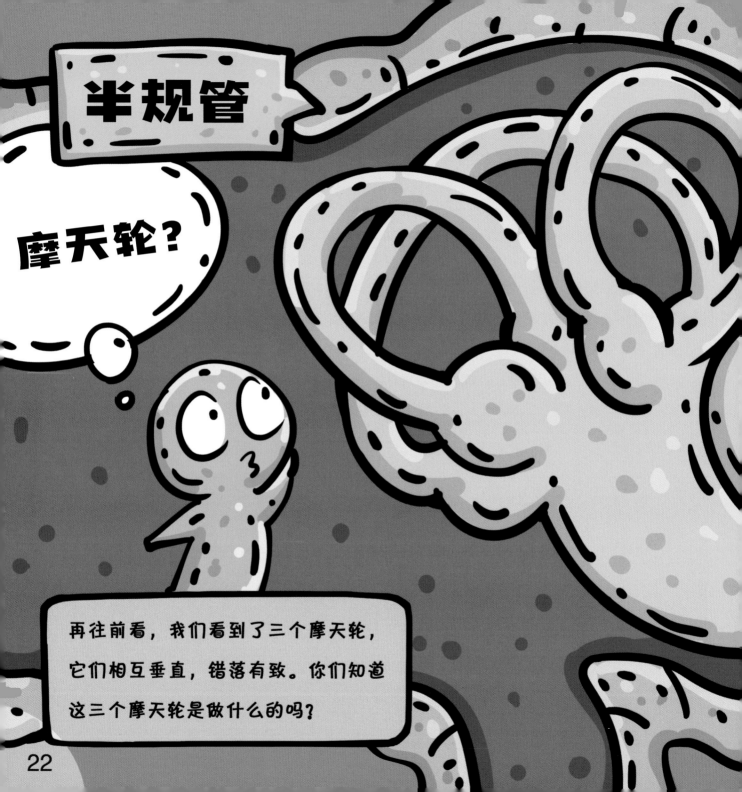

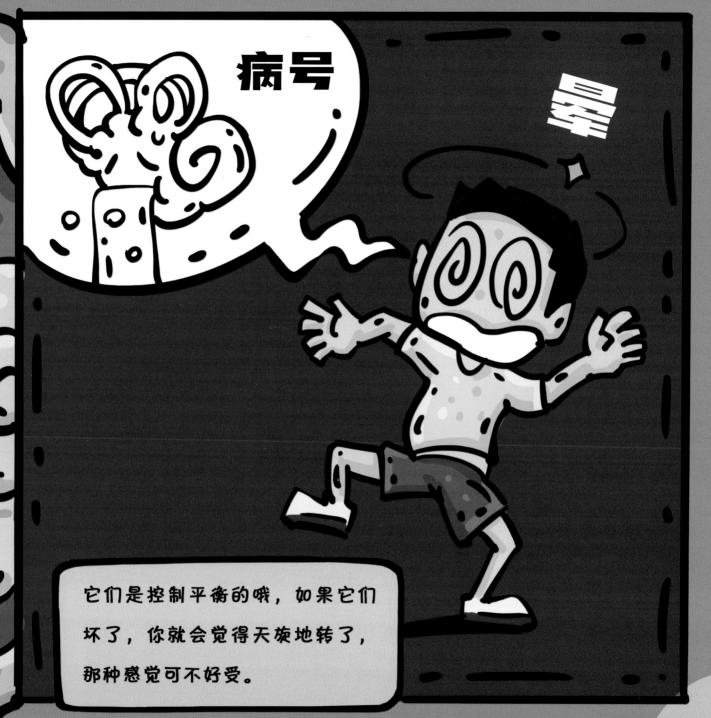

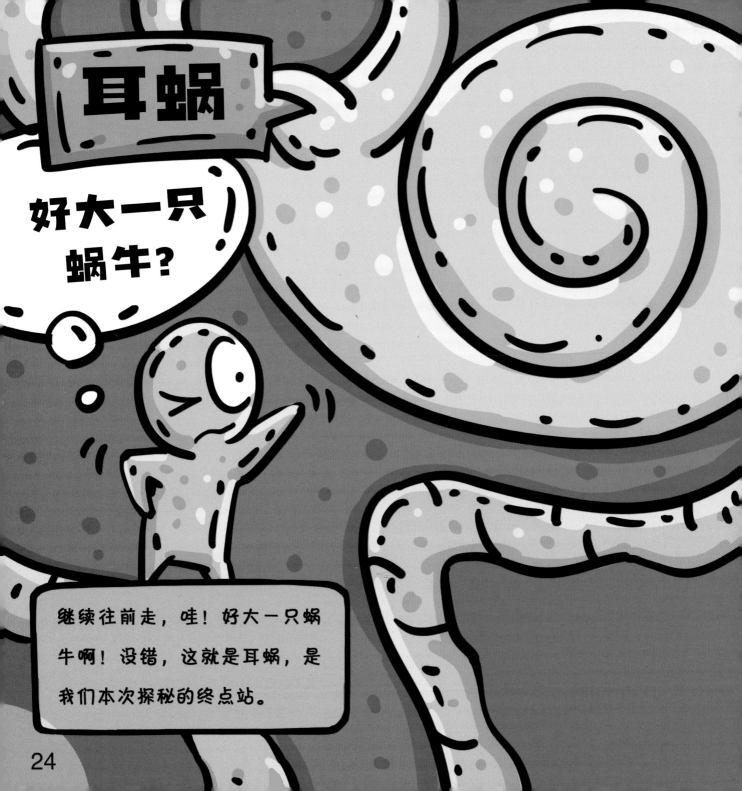

耳蜗

好大一只蜗牛?

继续往前走,哇!好大一只蜗牛啊!没错,这就是耳蜗,是我们本次探秘的终点站。

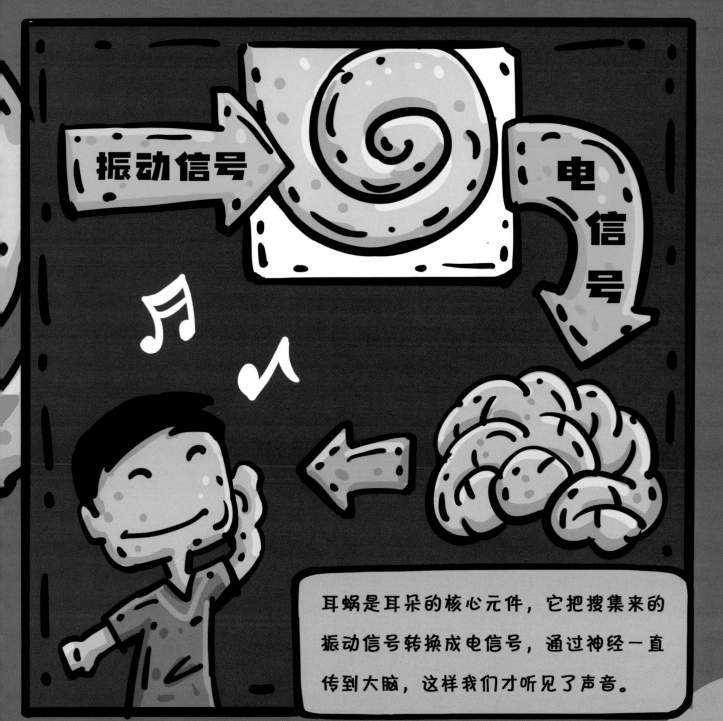

振动信号

电信号

耳蜗是耳朵的核心元件，它把搜集来的振动信号转换成电信号，通过神经一直传到大脑，这样我们才听见了声音。

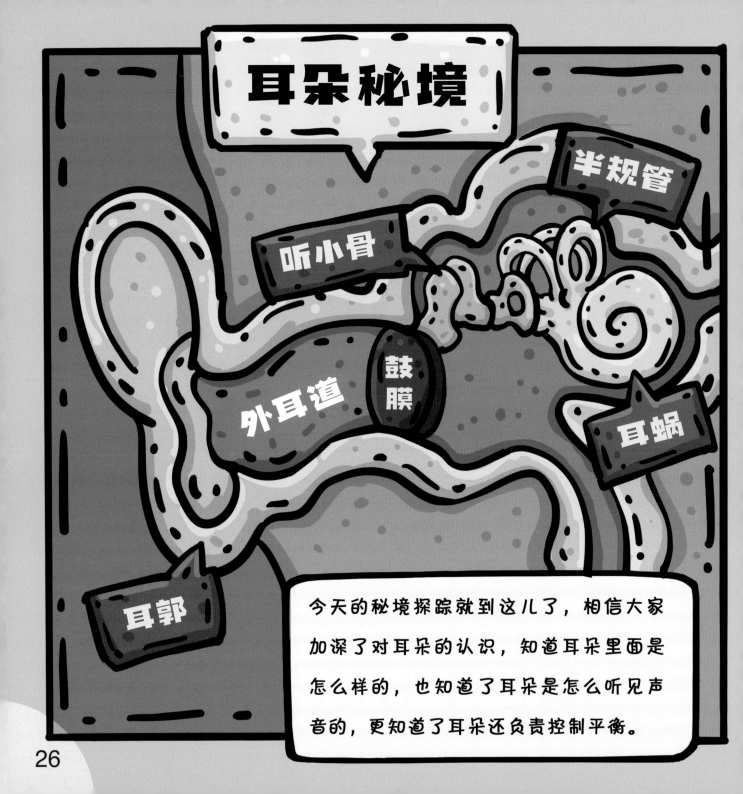

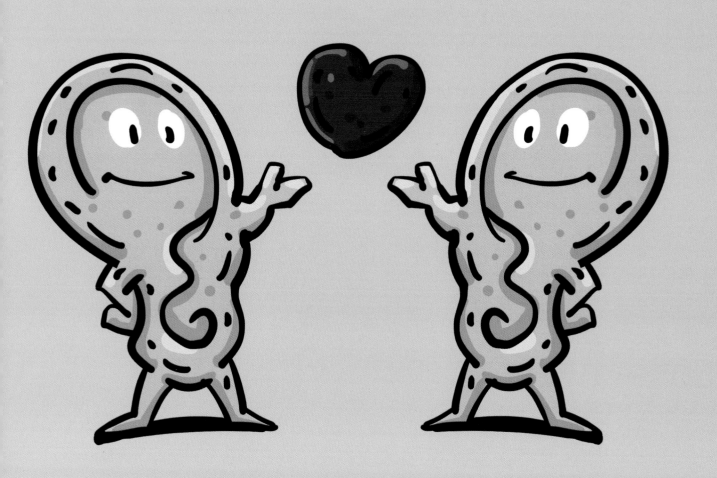

"器官宝宝有话说"
系列医学科普绘本(二)

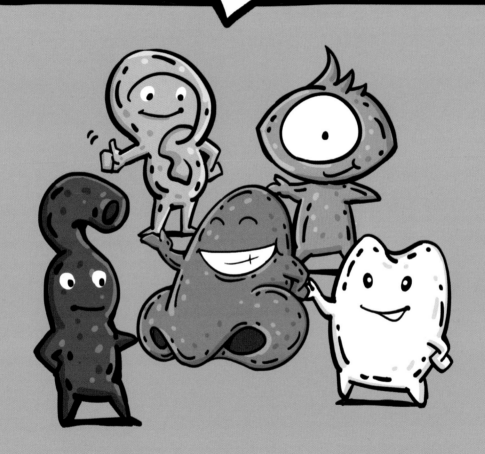

徐汇区科普创新项目资助
项目编号:xhkp2021006

上海科学技术出版社